BEI GRIN MACHT SICH IHR WISSEN BEZAHLT

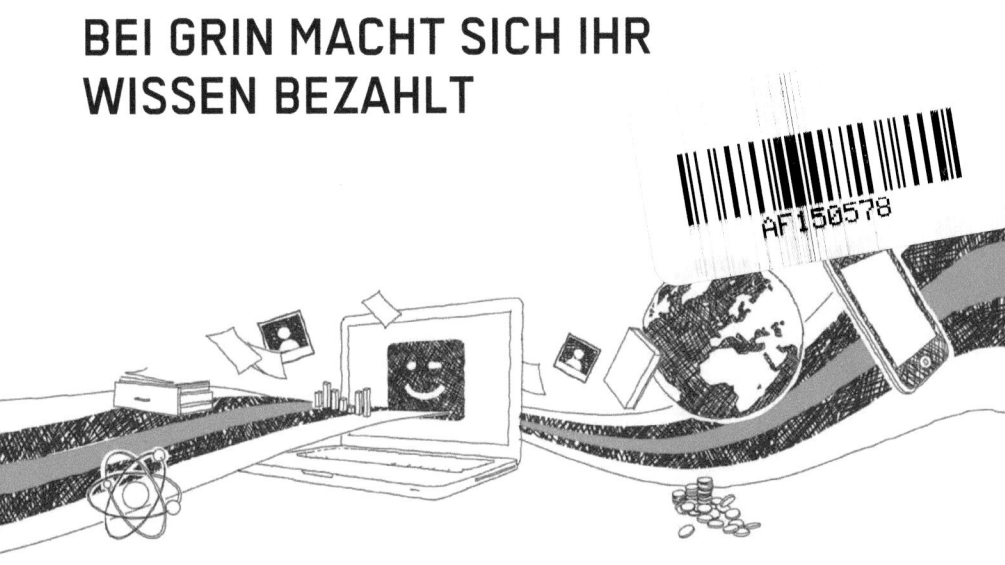

- Wir veröffentlichen Ihre Hausarbeit, Bachelor- und Masterarbeit

- Ihr eigenes eBook und Buch - weltweit in allen wichtigen Shops

- Verdienen Sie an jedem Verkauf

Jetzt bei www.GRIN.com hochladen und kostenlos publizieren

Bibliografische Information der Deutschen Nationalbibliothek:

Die Deutsche Bibliothek verzeichnet diese Publikation in der Deutschen National-bibliografie; detaillierte bibliografische Daten sind im Internet über http://dnb.d-nb.de/ abrufbar.

Impressum:

Copyright © 2013 GRIN Verlag, Open Publishing GmbH
Druck und Bindung: Books on Demand GmbH, Norderstedt Germany
ISBN: 978-3-668-02441-0

Dieses Buch bei GRIN:

http://www.grin.com/de/e-book/303958/soziale-ungleichheit-gesundheitliche-ungleichheit-der-soziooekonomische

Jae Hyong Sorgenfrei

Soziale Ungleichheit = gesundheitliche Ungleichheit? Der sozioökonomische Status als Faktor der koronaren Herzkrankheit (KHK)

Unterschiede in der Inzidenz, Morbidität und Mortalität

GRIN Verlag

GRIN - Your knowledge has value

Der GRIN Verlag publiziert seit 1998 wissenschaftliche Arbeiten von Studenten, Hochschullehrern und anderen Akademikern als eBook und gedrucktes Buch. Die Verlagswebsite www.grin.com ist die ideale Plattform zur Veröffentlichung von Hausarbeiten, Abschlussarbeiten, wissenschaftlichen Aufsätzen, Dissertationen und Fachbüchern.

Besuchen Sie uns im Internet:

http://www.grin.com/

http://www.facebook.com/grincom

http://www.twitter.com/grin_com

Das Konzept der sozialen Determinanten von Gesundheit

Gesundheitliche Ungleichheit infolge sozialer Ungleichheit

Unterschiede in der Inzidenz, Morbidität und Mortalität chronischer Erkrankungen in Abhängigkeit vom sozioökonomischen Status am Beispiel der koronaren Herzkrankheit (KHK)

Charité – Universitätsmedizin Berlin

von

Jae Hyong Sorgenfrei

2013

Gliederung

1 Einleitung

Das Krankheitsspektrum der Hauptursachen für Morbidität und Mortalität hat sich bis zu den ersten Jahrzehnten des letzten Jahrhunderts deutlich gewandelt: Die Infektionskrankheiten wurden als führende Ursachen für Krankheit und Sterblichkeit abgelöst durch chronisch degenerative Erkrankungen. Diese einschneidenden Veränderungen wurden zum einen durch den sozialen und medizinischen Fortschritt in den heutigen Industrienationen und zum anderen durch die demographische Entwicklung mit zunehmend steigender Lebenserwartung verursacht und begünstigt.

An der grundsätzlich positiven Entwicklung eines zunehmenden Gesundheitszustandes der Bevölkerung nehmen jedoch nicht alle Bevölkerungsgruppen gleichermaßen teil. In Bevölkerungsgruppen mit einem niedrigen Sozialstatus vollzieht sich dieser Trend deutlich langsamer als in solchen mit einem hohen sozialen Status (Graham und Kelly 2004). Es findet sich eine von sozioökonomischen Faktoren abhängige Ungleichverteilung von Gesundheit und Krankheit (Marmot 1996).

Zahlreiche epidemiologische Studien belegen eine allgemeine Zunahme der Mortalität bei einem sinkenden sozioökonomischen Status. Klosterhuis und Müller-Fahrnow fanden 1994, dass Personen mit einem niedrigen Einkommen wesentlich häufiger frühzeitig versterben als Personen mit einem höheren Einkommen. Die allgemeinen Erkenntnisse über die sozial bedingte Ungleichheit von Gesundheitschancen (Babitsch 2005; Marmot und Feeney 1997; Marmot 1999; Mielck 2000; Rosenbrock 2004) können nahtlos auf die krankheitsbezogene gesundheitliche Ungleichheit bei der koronaren Herzkrankheit (KHK) übertragen werden. Die Ungleichheit der Gesundheitschancen (gesundheitliche Ungleichheit/health inequality) als Folge der sozial bedingten Chancenunterschiede soll im Folgenden am Beispiel der KHK verdeutlicht werden.

1.1 koronare Herzkrankheit (KHK)

Unter den chronischen Erkrankungen ist die koronare Herzkrankheit (KHK) aus epidemiologischer Sicht eine der bedeutendsten Erkrankungen unserer Zeit. Sie ist die Manifestation einer Arteriosklerose an den Herzkranzarterien mit Verengung(en) der Herzkranzgefäße und einer Mangeldurchblutung des Herzens ggf. mit Brustschmerzen (Angina pectoris) und Herzinfarkt. Die KHK ist die häufigste Todesursache in Deutschland

und war 2007 für fast 23,0 % aller Todesfälle verantwortlich (Statistisches Bundesamt 2007).
Ätiologische Ursachen bei der Pathogenese und Morbidität von KHK stellen kardiovaskuläre
Risikofaktoren wie unter anderem Nikotinkonsum, Zuckerkrankheit (Diabetes mellitus),
Bluthochdruck, Bewegungsmangel und Adipositas dar.

1.2 Ungleiche Morbidität und Mortalität bei KHK

Die Erkenntnisse aus zahlreichen epidemiologischen Studien zeigen, dass ein niedriger
sozioökonomischer Status mit einer höheren Inzidenz von KHK und mit einer bis zu dreifach
erhöhten Mortalität von KHK verbunden ist (Marmot et al. 1978, 1991: Whitehall I- und II-
Studie; Steptoe et al. 2007). Eine Studie mit Daten von über 132.000 Versicherten der AOK
von 1987 bis 1996 ergab für Personen mit einem niedrigen Sozialstatus eine nahezu um den
Faktor vier erhöhte Herzinfarktinzidenz im Vergleich zu Personen mit einem hohen
sozioökonomischen Status (Geyer und Peter 1999).

Die Deutsche Herz-Kreislauf-Präventionsstudie (Forschungsverbund DHP 1998) ergab über
alle Altersgruppen eine erhöhte Herzinfarktinzidenz für Angehörige der unteren im Vergleich
zur oberen sozialen Schicht (Helmert 2003) und wies den Zusammenhang zwischen der
Mortalität und Sozialstatus nach: Nach der Auswertung der Sterbefälle im Zeitraum
1984/1986 bis 1998 war die Sterblichkeit der KHK umso höher, je niedriger der
soziookönomische Status war.

2 Beschreibung der gesundheitlichen Ungleichheit und Determinanten der Gesundheit

Das Konzept der Determinanten von Gesundheit (Marmot 2005; Naidoo und Wills 2003;
Wilkinson und Marmot 2003) veranschaulicht die Interaktionen der folgenden Determinanten
und ihren Einfluss auf die Gesundheit: Biologische Determinanten wie z. B. Alter und
Geschlecht und soziale Determinanten wie gesellschaftliche Faktoren und sozialer Gradient,
Arbeits- und Lebensbedingungen, Zugang zu Gesundheitseinrichtungen, soziale Netzwerke
und soziales Kapital sowie Lebensweisen und psychische Faktoren. Soziale Ungleichheit, die
zum einen bedingt ist durch die unterschiedliche Ausprägung dieser Determinanten und zum
anderen durch ihr gegenseitiges Bedingen und komplexes Zusammenwirken untereinander,
führt letztlich zu ungleichen Gesundheitschancen mit gesundheitlicher Ungleichheit unter den
verschiedenen Sozialschichten. Im Folgenden werden die beschrieben.

2.1 Biologische Determinanten

Die genannten Risikofaktoren für KHK werden unmittelbar durch biologische Determinanten der Gesundheit beeinflusst. So hängen Ausprägung und Krankheitsverlauf der KHK von Erkrankungen wie z. B. Diabetes mellitus, pathologischer Cholesterinstoffwechsel oder Bluthochdruck ab, die ihrerseits durch Alter, Geschlecht und genetische Prädisposition mit bedingt sein können. Der Funktionszustand des Bewegungsapparates kann eine körperliche Inaktivität bedingen und zu einer Ursache für Fettleibigkeit werden. Die genannten biologischen Determinanten liegen in der Regel jenseits der Beeinflussbarkeit durch Individuen und bieten kaum Ansatzpunkt für Prävention und andere Interventionen. Rein bio-medizinische Interventionen haben nur einen relativ geringen Einfluss auf Mortalitätsraten (McKeown und Lowe 1974). Daraus lässt sich ableiten, dass Gesundheit und Krankheit nicht nur durch biologische Determinanten bestimmt werden.

2.2 Soziale Determinanten

Die sozialen Determinanten bieten im Vergleich zu den biologischen Determinanten einen Ansatzpunkt für Gesundheitsförderung und Prävention. Nach der Ottawa-Charta der Weltgesundheitsorganisation (WHO) zur Gesundheitsförderung (Health Promotion) von 1986 zielt Gesundheitsförderung auf einen Prozess, „allen Menschen ein höheres Maß an Selbstbestimmung zu ermöglichen und sie damit zur Stärkung ihrer Gesundheit zu befähigen". Dies umschreibt den heute oft benutzten Begriff des Empowerments, das zu einer effektiven und nachhaltigen Gesundheitsförderung und Prävention ein wesentlicher Bestandteil ist. Unter Prävention werden gezielte Interventionsmaßnahmen zur Verhinderung oder Verzögerung des Auftretens von Krankheit und gesundheitsgefährdenden Zuständen verstanden. Dabei werden je nach Zeitpunkt der Intervention Primär-, Sekundär- und Tertiärprävention unterschieden. Während Prävention in erster Linie auf die Reduzierung gesundheitlicher Risikofaktoren abzielt, verfolgt Gesundheitsförderung mehr einen ressourcenorientierten Ansatz.

Es gibt zahlreiche Belege über einen Zusammenhang zwischen der Morbidität und Mortalität chronischer Erkrankungen wie KHK und verschiedenen sozialen Determinanten von Gesundheit, die die Pathogenese und den Krankheitsverlauf der KHK mittelbar determinieren. Zu diesen Determinanten gehören wie bereits erwähnt soziale Ungleichheit bzw. sozialer Gradient, Arbeits- und Lebensbedingungen, Verhaltens- und Lebensweisen, psychische und soziale Faktoren (Naidoo und Wills 2003). Im Folgenden werden diese Determinanten im Hinblick auf ihre Bedeutung für chronische Erkrankungen wie KHK beschrieben.

2.2.1 Soziale und gesundheitliche Ungleichheit in der Gesellschaft

Der soziale Status, der die soziale Stellung eines Menschen in der Sozialstruktur einer Gesellschaft beschreibt, hat maßgeblichen Einfluss auf seine Gesundheit (Mielck 2000; Mackenbach 2006). Soziale Ungleichheit, die die Disparität bezüglich bestimmter Merkmale zwischen unterschiedlichen Personen bezeichnet, wird in der Regel durch den erworbenen Status im Sinne einer vertikalen Ungleichheit beschrieben. Dabei steht das leistungszentrierte Statusmodell sozialer Ungleichheit hinsichtlich Berufsstatus, Bildung und Einkommen eines Menschen im Mittelpunkt. Die schichtabhängige Ungleichheit bezüglich dieser sogenannten meritokratischen Triade geht mit einer gesundheitlichen Ungleichheit einher, die sich in einer unterschiedlichen Inzidenz und Prävalenz gesundheitlicher Beeinträchtigungen zwischen höheren und niedrigeren Sozialschichten ausdrückt. Neben der beschriebenen vertikalen erworbenen Ungleichheit gibt es zugeschriebene Merkmale wie z. B. Geschlecht, Alter, Herkunft, Ethnie und Migrationshintergrund, die die sogenannte horizontale soziale Ungleichheit determinieren und die sozioökonomisch bedingte gesundheitliche Ungleichheit mit beeinflussen.

2.2.2 Arbeitsbedingungen

Die Erwerbsarbeit ist ein in vielerlei Hinsicht wichtiger Einflussfaktor auf die Gesundheit. Sie bestimmt die Höhe des Einkommens, die maßgeblich die Zugehörigkeit zu einer bestimmten sozialen Schicht definiert, welche wiederum in komplexer Weise die ungleichen Gesundheitschancen bedingen können. Diese führen wiederum zu einer unterschiedlichen Inzidenz, Krankheitsverläufen und Sterblichkeitsraten von chronischen Erkrankungen wie KHK. Die Art der Erwerbsarbeit, die Höhe des Einkommens und die Zugehörigkeit zu einer bestimmten Sozialschicht beeinflussen nach der Habitustheorie von Pierre Bordieu psychische Faktoren wie Selbstwertgefühl und Selbstbewusstsein. Die Art der Erwerbsarbeit kann neben psychischen Auswirkungen auch unmittelbaren Effekt auf die physische Gesundheit haben wie etwa bei Lärmbelästigung oder gesundheitsgefährdenden Stoffen am Arbeitsplatz. Hohe Arbeitsanforderungen und ein geringer Grad der Selbständigkeit der

Arbeitsprozesse resultieren in einem hohen psychophysischen Stress, der die Morbidität und Mortalität chronischer Erkrankungen wie KHK erhöht.

Ein wichtiger Aspekt in diesem Kontextist ist die hohe psychosoziale Belastung und Stress bei Arbeitslosigkeit, die einen nachhaltig negativen Effekt auf chronische Erkrankungen wie KHK haben. So erhöht eine Arbeitslosigkeit nach einer neueren prospektiven Beobachtungsstudie bei Menschen über 50 das Herzinfarktrisiko im gleichen Maße wie Rauchen, Diabetes mellitus oder Bluthochdruck (Dupre et al. 2012), wobei unklar ist, ob die Arbeitslosigkeit per se oder die damit einhergehende Armut mit sozialem Abstieg dafür verantwortlich ist. Diese Erkenntnisse zeigen, dass soziale Faktoren im Zusammenhang mit der beruflichen Situation in einem hohen Maße untrennbar mit Gesundheit und Krankheit verbunden sind.

2.2.3 Umwelt- und Lebensbedingungen

Eine sozial geprägte politische Kultur, eine ausgewogene Ausgestaltung der sozialen Sicherungssysteme mit hoher Qualität der Gesundheitsversorgung und einem chancengleichen Zugang zur Gesundheitsversorgung sind im Allgemeinen entscheidend für eine möglichst geringe Morbiditätslast und Wohlfahrt einer Gesellschaft. So sind größere Einkommensunterschiede einer Gesellschaft mit einem schlechteren Gesundheitszustand der Menschen und einer höheren Morbidität und Mortalität assoziiert, d. h. nicht die Länder mit dem höchsten Durchschnittseinkommen haben den besten Gesundheitszustand der Menschen, sondern in der Regel die Gesellschaften mit dem höchsten Grad an sozialer Gerechtigkeit und Chancengleichheit (Wilkinson 1996; Wilkinson und Pickett 2006). Dies unterstreicht aus Public-Health-Sicht die Wichtigkeit der politischen und soziokulturellen Rahmenbedingungen für die Gesunderhaltung und das Wohl einer Bevölkerung.

Über die genannten Rahmenbedingungen auf der Makroebene hinaus sind die persönlichen Umweltbedingungen auf der Mikroebene wichtige Determinanten der Gesundheit. Menschen mit einem niedrigen sozialen Status gehen regelhaft einer belastenden Arbeit nach und haben in der Regel ungünstige Wohnverhältnisse mit engem Wohnraum in eher weniger bevorzugten Wohnlagen. Erfahrungsgemäß sind sie dadurch einer höheren Umweltbelastung wie z. B. Lärm und Luftverschmutzung ausgesetzt als in bevorzugten Wohngebieten. So gibt es Hinweise auf ein erhöhtes KHK-Risiko durch chronische Lärmbelastung (Gonsch 2008).

2.2.4 Verhaltens- und Lebensweisen

Die Verhaltens- und Lebensweisen von Menschen stehen in enger Beziehung zu den sozialen Faktoren und den Lebens- und Arbeitsbedingungen, die auf den sozioökonomischen Status zurückzuführen sind. Armut und finanzielle Not können nicht nur mit schlechtem Wohnverhältnissen verbunden sein, sondern verursachen dauerhaften Stress und mangelnden sozialen Rückhalt. Diese Faktoren führen oft zu gesundheitsschädigenden Verhaltens- und Lebensweisen, die zur Bewältigung und Erduldung der Probleme und Benachteiligungen dienen sollen. Dazu gehören z. B. ein übermäßiger Alkohol- und Tabakkonsum, falsche und übermäßige Ernährung und Mangel an körperlicher Aktivität. Die Faktoren führen in einem unterschiedlichen Maße zu einem metabolischen Syndrom mit Fettleibigkeit, prädiabetischen Zuständen und Bluthochdruck, das nachweislich das Krankheits- und Mortalitätsrisiko für KHK und andere chronische Erkrankungen erhöht.

Erschwerend kann bei falschen Sozialbeziehungen Drogenkonsum und -abhängigkeit hinzutreten, die zu Dauerarbeitslosigkeit, zur sozialen Ausgrenzung und zu weiterem sozialen Abstieg bis hin zu Obdachlosigkeit mit all ihren negativen Folgen für die Gesundheit führen können.

Ein niedriges Einkommen vermindert die Teilhabe- und Verwirklichungschancen sowie Entscheidungsmöglichkeiten der Menschen zu einer gesunden Verhaltens- und Lebensweise. So sind qualitativ gute Lebensmittel in der Regel teurer als ungesunde Lebensmittel mit hohem Fett- und Zuckergehalt, die erfahrungsgemäß auch übermäßig verzehrt werden. Unter Umständen fehlen auch finanzielle und andere Ressourcen wie Zeit (oft belastende Tätigkeit, mehrere Kinder und Haushalt), um an medizinischen Vorsorgenmaßnahmen teilzunehmen, sich einer Sport- oder Bewegungsgruppe anzuschließen und/oder gesundheitsfördernde Verhaltenstechniken zur Stressreduktion und -bewältigung zu erlernen.

2.2.5 Psychosoziale Faktoren

Psychische Faktoren wie z. B. Stress, Depression und Angst können das Risiko für KHK und ggf. ihren ungünstigen Verlauf fördern (Steptoe und Marmot 2004). Gegebene und erlernbare Bewältigungsstrategien (Coping) können eine Person befähigen, mit ungünstigen psychischen Faktoren umzugehen, so dass vielfältige negative Effekte, die mit ihnen verbunden sind, vermindert bzw. vermieden werden können. Dabei spielen bestimmte psychische und Lebenseinstellungen eine wichtige Rolle. In diesem Zusammenhang fördert die Existenz des sogenannten Kohärenzgefühls das Vermögen einer Person zu einem erfolgreichen Coping und zu einer dauerhaften Gesunderhaltung ungeachtet des Vorliegens ungünstiger psycho-emotionaler Umstände (Antonovsky 1979, 1987, 1993a).

Psychische Faktoren können in der Regel nicht unabhängig von sozialen Faktoren betrachtet werden. Die Integration und Einbindung eines Menschen in die Gesellschaft und in soziale Netzwerke wie z. B. Familie, Nachbarschaft, Freunde, Kollegen, Bürgerinitiativen Selbsthilfegruppen mit Unterstützung und sozialem Rückhalt sind unabdingbare Voraussetzungen für psychische und physische Gesundheit. Soziale Ausgrenzung und Isolation können dagegen früher oder später zu schwerwiegenden chronischen Erkrankungen wie KHK mit erhöhter Morbidität und Sterblichkeit führen, die die sozioökonomische Lebenssituation weiter verschlechtern (Armut, Sozialhilfe nach SGB XII) und in einem Circulus vitiosus wiederum die soziale Ausgrenzung verstärken. Ärmere Menschen sterben früher und sind öfter krank als reiche Menschen (Wilkinson und Marmot 2003).

3 Erklärungsansätze

Soziale Ungleichheit mit Unterschieden in Bildung, Berufsstatus und Einkommen können zu Unterschieden in der gesundheitlichen Belastung durch Belastungen am Arbeitsplatz und im Wohnumfeld sowie zu Unterschieden in der Verfügbarkeit von Bewältigungsressourcen wie soziale Unterstützung und Erholungsmöglichkeiten führen. Sowohl vermehrte Belastungen als auch ein Mangel an Ressourcen führen ihrerseits zu Unterschieden in den Lebens- und Verhaltensweisen wie z. B. Rauchen, Ernährung und körperliche Aktivität. Alle Faktoren münden letztlich in eine gesundheitliche Ungleichheit mit Unterschieden in Morbidität und Mortalität (Elkeles und Mielck 1993, 1997a; Mielck 2000, 2005).

Wie bereits oben dargelegt wirkt Armut als Krankheitsrisiko über verschiedene soziale Determinanten. Eine schlechte soziale Integration und Unterstützung, geringe soziale Kompetenzen und personale Ressourcen sowie gesundheitsgefährdendes Verhalten und ein ggf. schlechter Zugang zur gesundheitlichen Versorgung sind mit einer höheren Morbidität und Mortalität verbunden.

Im Folgenden soll versucht werden, die dargestellte gesundheitliche Ungleichheit bezüglich kardiovaskulärer Erkrankungen und KHK infolge sozialer Ungleichheit, welche mit unterschiedlicher Ausprägung der sozialen Determinanten einhergeht (Naidoo und Wills 2003), durch verschiedene soziale und psychosoziale Erklärungsansätze zu beschreiben. Dabei ist zu beachten, dass nicht die soziale Schichtzughörigkeit oder der sozioökonomische Status per se einen direkten Einfluss auf den Gesundheitszustand eines Menschen hat, sondern erst indirekt über die im Folgenden beschriebenen Risikofaktoren, die überdies in einer engen Wirkungsbeziehung und Interaktion untereinander stehen.

3.1 Lebens- und Verhaltensweisen

Bezüglich der gesundheitsgefährdenden Lebens- und Verhaltensweisen bestehen schichtabhängige Unterschiede: Gesundheitliches Risikoverhalten ist in den unteren Sozialschichten häufiger anzutreffen als in den oberen Sozialschichten. Angehörige der unteren sozialen Schichten rauchen mehr, bewegen sich weniger und ernähren sich ungesünder. Diese Verhaltensweisen, die wichtige Risikofaktoren für KHK und Herzinfarkt darstellen (Yusuf et al. 2004: Interheart Study), können nicht losgelöst vom jeweiligen sozialen Kontext betrachtet werden.

Der Tabakkonsum, als einer der wichtigsten Risikofaktoren für KHK, stellt oftmals ein bewusstes Kompensationsverhalten gegen Stress im Alltag und Beruf dar, dem Menschen mit niedrigem sozioökonomischen Status in der Regel mehr ausgesetzt sind als Menschen mit höherem Sozialstatus. Der größere Stress in den unteren sozialen Schichten ist in einem komplexen Kontext belastender und gesundheitsgefährdender Faktoren in Beruf und Alltag zu sehen. Bei Arbeitslosigkeit entsteht zusätzlicher psychosozialer Stress, der den Bedarf nach gesundheitsschädigendem Kompensationsverhalten wie Rauchen erhöht.

Bewegungsmangel mit all den möglichen Folgeerkrankungen wie Adipositas und Diabetes mellitus betrifft in der heutigen Zeit zwar mehr oder weniger alle Bevölkerungsschichten, ist aber in den unteren Sozialschichten häufiger prävalent. Dies könnte dadurch erklärt werden, dass diese Menschen mehr mit einem belastenden Berufsalltag und dem Bewältigen des alltäglichen Lebens beschäftigt sind als Menschen aus einem hohen Sozialstatus, was dazu führt, dass sie weniger Zeit und Gelegenheit haben, sich unter gesundheitsförderndem Aspekt noch mit körperlicher Bewegung in der Freizeit zu befassen. Man könnte dagegenhalten, dass Menschen aus den unteren Sozialschichten im Alltag sich per se mehr bewegen müssen, da sie in der Regel weniger sitzenden Tätigkeiten nachgehen, sondern mehr Arbeiten verrichten müssen, bei denen sie gezwungen sind, mehr zu stehen und sich zu bewegen. Gegen dieses Argument ist aber einzuwenden, dass diese Art der körperlichen Beanspruchung eher statisch-isometrischer Natur ist und im Zusammenhang mit psychisch stressvollen Tätigkeiten als eher belastend als ausgleichend anzusehen ist.

Die ungesunde Ernährung in den unteren Sozialschichten betrifft vornehmlich das Präferieren fett- und zuckerreicher sowie ballaststoffarmer Nahrung wie z. B. Fastfood und Süßigkeiten, das unglücklicherweise auch noch vermehrt auf Kinder und Jugendliche zutrifft, die das ganze Leben noch vor sich haben und die gesamte Palette nicht nur der kardiovaskulären Erkrankungen entwickeln können. Auch dieser Risikofaktor für kardiovaskuläre Erkrankungen ist, abgesehen von mangelnden finanziellen Ressourcen für die in der Regel teureren gesunden Lebensmittel, auf die oben unter Bewegungsmangel beschriebenen Mechanismen mit Zeitmangel und Mangel an Ressourcen und Bewusstsein für gesundheitsfördernde Lebensweisen zurückzuführen.

3.2 Folgen materieller Benachteiligung

Wie schon unter Lebens- und Verhaltensweisen angedeutet spielen materielle Benachteiligungen, determiniert durch die Zugehörigkeit zu den unteren sozialen Schichten eine wesentliche Rolle für die gesundheitliche Ungleichheit. Eine geringe Bildung und berufliche Stellung bringen in der Regel ein geringes Einkommen durch schlecht bezahlte und unsichere Anstellungen mit sich. Diese Lage wird durch das Vorliegen einer Arbeitslosigkeit (SGB III) oder gar Hartz-IV (SGB II) verschlimmert. Dies kann zu einer sozialen Isolation ohne die Möglichkeit des Zurückgreifens auf ein abfederndes soziales Netzwerk führen. Zudem sind diese Menschen auf gesundheitsschädigende und unsichere Wohnverhältnisse mit Luftverschmutzung, Lärm und schlechter infrastruktureller Anbindung angewiesen.

Bezogen auf die oben betrachteten kardiovaskulären Risikofaktoren bedeuten materielle Benachteiligungen folgendes: Nikotinkonsum, oftmals vergesellschaftet mit einem erhöhten Alkoholkonsum, welcher über eine Erhöhung des Blutdrucks ebenfalls ein eigener Risikofaktor darstellt, wird als gesundheitsgefährdendes Kompensationsverhalten umso mehr angewendet, je höher der psychosoziale Stress im sozialen Kontext ist. Durch belastenden Alltag in Beruf und Privatleben und durch zunehmende soziale Isolation geht zunehmend der Blick für gesundheitsfördernde Lebensweisen verloren. Coping-Strategien und gesundheitsfördernde Lebensweisen wie z. B. Erholungsreisen können angesichts der Knappheit finanzieller Ressourcen und aufgrund von Zeitmangel in der Regel nicht erlernt bzw. wahrgenommen werden. Medizinische Rehabilitationsleistungen der gesetzlichen Krankenkassen (SGB V) bzw. Rentenversicherungen (SGB VI) werden oftmals nicht in Anspruch genommen, da die Anstellungen ohnehin unsicher sind und die Versicherten Angst um ihren Arbeitsplatz haben. Aus dem Gesagten tut sich ein Circulus vitiosus auf, der das gesundheitsschädigende Verhalten immer weiter aggraviert und aus dem die betroffenen Menschen aus eigener Kraft kaum ausscheren können.

Beim Risikofaktor Bewegungsmangel verhält es sich ähnlich wie beim Rauchen. Materielle Benachteiligung der unteren Sozialschichten führen dazu, dass sich diese Menschen weniger für Ihr gesundheitliches Wohlergehen leisten können. Sie können sich weniger als Menschen aus der hohen Sozialschicht z. B. Fitnessgruppen oder Wellness-Clubs anschließen, da sie nicht nur wenig Geld, sondern auch wenig Zeit und Gelegenheit haben, um sich einen regelmäßigen Ausgleich durch Bewegungen und Wellness zu gönnen.

Materielle Benachteiligungen führen auch dazu, dass sich Menschen aus den unteren sozialen Schichten vornehmlich ungesund ernähren müssen, da gesunde Lebensmittel wie z. B. Obst, Gemüse und fettarmes Fleisch in der Regel wesentlich teurer sind als ungesunde Lebensmittel. Teure Lebensmittel mit einem Bio-Etikett sind unter diesem Aspekt jenseits von Kaufüberlegungen bei den betroffenen Menschen. Zudem kommen wie oben beschrieben, durch den anstrengenden und belastenden Lebenswandel der Menschen aus den unteren Sozialschichten Zeitmangel und Mangel an Gesundheitsbewusstsein hinzu, um gesund zu kochen und sich bewusst zu ernähren.

3.3 Kulturelle Erklärungen

Dieser Ansatz versucht gesundheitliche Ungleichheit durch unterschiedliche Lebenseinstellungen in den jeweiligen sozialen Schichten bezüglich des Gefühls der Selbstbestimmbarkeit, langfristiger Gesundheitsstrategien und Zukunftsorientierung von Menschen zu erklären. Dieser theoretische Ansatz geht zum einen davon aus, dass Menschen aus den unteren Schichten, die ohnehin schon in einem belastenden sozialen Kontext leben und über die Runden kommen müssen, eher ein fatalistisches Gefühl und weniger das Gefühl haben, den gesundheitlichen Verlauf ihres Lebens selber mitbestimmen zu können als Menschen aus den höheren Sozialschichten. Zum anderen geht dieser Ansatz davon aus, dass

Menschen aus den unteren sozialen Schichten aus denselben Gründen gesundheitlich weniger langfristig und zukunftsorientiert denken als Menschen aus den oberen Sozialschichten.

Manifest werden die genannten Lebenseinstellungen der unteren sozialen Schichten an den bereits beispielhaft genannten kardiovaskulären Risikofaktoren: Das Aufgeben des Rauchens, mehr ausgleichende Bewegung und gesunde Ernährung führen nicht zu kurzfristig sichtbaren Erfolgen, sondern zeigen sich erst in einem langfristigen Verlauf in Gesunderhaltung und Ausbleiben kardiovaskulärer Erkrankungen wie KHK. Nur ein langfristiges gesundheitliches Denken verbunden mit dem Gefühl der Selbstbestimmbarkeit, ist nach diesem Ansatz in der Lage, gesundheitsgefährdendes Verhalten zugunsten gesundheitsfördernder Verhaltensweisen zu ändern. Dies ist auch in dem salutogenetischen Kontext des ressourcenorientierten Ansatzes der Gesundheitsförderung nach Antonovsky mit unterschiedlichen Ausprägungen eines Kohärenzsinns zu sehen, der mit dem Gefühl der Verstehbarkeit, der Handlungsfähigkeit und der Sinnhaftigkeit in einer belastenden Situation verbunden ist (Antonovsky 1979, 1987, 1993a).

3.4 Lebenslaufperspektive

Die Lebenslaufperspektive ist ein umfassender Erklärungsansatz, der die beschriebenen Erklärungsansätze für die gesundheitliche Ungleichheit im Kontext der Gegebenheiten während der gesamten Lebenszeit eines Menschen, insbesondere in den frühen Lebensjahren berücksichtigt (Graham 2002). Demnach ist der Gesundheitsstatus eines erwachsenen Menschen unter anderem auch von frühkindlichen Erfahrungen und Umständen abhängig, da wichtige Grundlagen für die Gesundheit im Erwachsenenalter in der frühen Kindheit gelegt werden. Die soziale Lage in der Kindheit, die über den Sozialstatus der Eltern definiert wird, determiniert trotz sozialer Mobilität oftmals die soziale Schichtzugehörigkeit im Erwachsenenalter. So führt ein niedriger sozioökonomischer Status in der Kindheit zu einem niedrigen Sozialstatus im Erwachsenenalter. Die damit verbundenen schlechten materiellen Bedingungen mit mangelnder emotionaler Zuwendung in der Kindheit erhöhen nicht nur das Lebenszeitrisiko für psychophysische Dysfunktionen, sondern auch die Empfänglichkeit für chronische Krankheiten im Erwachsenenalter wie KHK indirekt über die genannten, mit sozialer und materieller Benachteiligung verbundenen Risikofaktoren.

3.5 Zugang zu Gesundheitsversorgung

In Deutschland ist aufgrund des sozialen Sicherungssystems im Krankheitsfall im Vergleich zu anderen Ländern ein gleicher Zugang zur Gesundheitsversorgung unabhängig von der sozialen Schichtzugehörigkeit weitgehend gewährleitet, so dass gesundheitliche Ungleichheit im Wesentlichen und in der Regel nicht auf diesen Faktor zurückzuführen ist. Das heißt nicht, dass Ausbau und bessere Infrastruktur der gesundheitlichen Versorgungsleistungen nicht weiter gefördert werden könnten. Zugang und Qualität der Versorgung haben lediglich Einfluss auf die Behandlung, aber wenig Einfluss auf die Krankheitsentstehung und Inzidenz von chronischen Krankheiten wie KHK und Herzinfarkt. Verhaltensänderungen im Sinne von Verhaltensprävention und in einem noch höheren Maße Veränderungen im sozialen Kontext zur Gesundheitsförderung und Prävention im Sinne von Verhältnisprävention haben hinsichtlich Krankheitsinzidenz und Krankheitslast („burden of disease") von chronischen Krankheiten wie KHK eine wesentlich größere Bedeutung als Zugang und Qualität der Versorgung.

3.6 Selektionsprozesse (Drifttheorie)

Dieser Erklärungsansatz geht davon aus, dass nicht wie bisher beschrieben, der unterschiedliche sozioökonomische Status für die gesundheitliche Ungleichheit verantwortlich ist, sondern, dass umgekehrt ein bestimmter Gesundheitsstatus die Zugehörigkeit zu einer Sozialschicht auf dem Wege der sozialen Mobilität determiniert. Demzufolge „driften" Menschen mit schlechter Gesundheit im Rahmen eines Selektionsprozesses in untere Sozialschichten ab, wohingegen Menschen mit guter Gesundheit sogar in höhere Sozialschichten aufsteigen können. Sicherlich gibt es Anhaltspunkte für die gesundheitsbedingte soziale Mobilität, und dieser Ansatz mag auf einige Menschen zutreffen. Aber das Ausmaß der sozialen Auf- und Abstiege aufgrund des Gesundheitsstatus eines Menschen ist insgesamt zu gering, um die große Dimension gesundheitlicher Ungleichheit in der Bevölkerung zu erklären (Mackenbach 2006).

3.7 Pathophysiologischer Erklärungsansatz

Der chronische Stress führt zu einer erhöhten Sympathikusaktivität mit gesteigerter Freisetzung der Stresshormone Adrenalin und Noradrenalin. Auf der anderen Seite führt die andauernde Stress-Situation zu einem chronisch hohen Aktivierungsniveau der HPA-Achse (Hypothalamus, Pituitary (Hypophyse) und Adrenal Cortex (Nebennierenrinde)) mit einer permanenten Erhöhung der Ausschüttung des Stresshormons Kortisol.

Diese Veränderungen führen am Herz- und Kreislaufsystem zu einer Frequenzbeschleunigung, Wandverdickung des Herzens sowie Erhöhung des Blutdruck und der Wandspannung mit resultierender Vermehrung des Sauerstoffverbrauchs des Herzens mit der Folge einer Erhöhung des Auftretens von Angina pectoris und Herzinfarkt insbesondere bei Patienten mit vorbestehender KHK. Aufgrund diverser negativer Stoffwechseleffekte (metabolisches Syndrom) begünstigt das Kortisol außerdem eine Beschleunigung der Arteriosklerose und eine zunehmende Gerinnungsbereitschaft des Blutes mit zusätzlicher Erhöhung der Morbidität und Mortalität bezüglich KHK.

4 Mögliche Maßnahmen zur Reduzierung gesundheitlicher Ungleichheit

Auf der Grundlage der beschriebenen Erklärungsansätze können Ansatzpunkte für bevölkerungsbezogene Public-Health-Maßnahmen in Form von Gesundheitsförderung und Prävention aufgezeigt werden, um die gesundheitliche Ungleichheit bezüglich der chronischen Krankheiten und kardiovaskulären Erkrankungen wie KHK zu reduzieren. Das vorrangige Ziel ist die Verringerung der gesundheitlichen Ungleichheit durch eine Verbesserung der gesundheitlichen Chancengleichheit unabhängig von der sozialen Stellung und Herkunft eines Menschen. Das bedeutet, dass alle Menschen unabhängig vom Bildung-, Berufs- und Einkommensstatus die gleiche Chance haben sollen, in Gesundheit zu leben, was letztlich die Verringerung der sozialen Ungleichheit zum Ziel hat. Dieses Ziel wird, mit welchen politischen Instrumenten auch immer, nicht einfach zu erreichen sein, da hierzu langfristige und tiefgreifende gesellschaftliche Auseinandersetzungen erforderlich sind (Siegrist 1996).

Die WHO-Definition von Gesundheit aus dem Jahre 1948 lautet: „Gesundheit ist ein Zustand vollkommenen körperlichen, geistigen und sozialen Wohlbefindens und nicht allein das Fehlen von Krankheiten und Gebrechen" Das höchste Ziel von Public Health ist in einer idealisierten Betrachtungsweise die Erreichung von Gesundheit und Wohl für alle Mitglieder der globalen Bevölkerung. Die Ottawa Charta der WHO von 1986 benennt und empfiehlt Handlungsstrategien zur Gesundheitsförderung und Reduzierung der gesundheitlichen Chancenungleichheiten in der Welt. Dazu gehören die Umsetzung einer gesundheitsfördernden Gesamtpolitik, Schaffung gesundheitsfördernder Umweltbedingungen, Stärkung gesundheitsbezogener Gemeinschaftsaktionen, Stärkung individueller Kompetenzen und Verbesserung des Zugangs zu den Gesundheitsangeboten und Gesundheitsdiensten.

4.1 Gesundheitsfördernde Gesamtpolitik

Die Handlungsstrategien der Ottawa Charta sind ohne weiteres auch auf den deutschen Kontext gesundheitsbezogener Ungleichheit übertragbar, deren Verringerung nur im Rahmen eines ganzheitlichen Ansatzes über das Zusammenwirken aufeinander abgestimmter Maßnahmen und Programme in verschiedenen Politikbereichen möglich ist. Dieser Ansatz wäre der wirkungsvollste und nachhaltigste Ansatz zur Reduzierung der gesundheitlichen Ungleichheit und somit zur Reduzierung der Inzidenz und Prävalenz chronischer Krankheiten wie KHK. Er müsste die Dimensionen der vertikalen Ungleichheit in Bildung, Berufsstatus und Einkommen sowie die sozialen Determinanten der Gesundheit berücksichtigen, um ursächlich die gesundheitliche Ungleichheit in der Bevölkerung zu reduzieren.

Neben der Gesundheitspolitik sind die Sozial-, Bildungs-, Arbeits- und Umweltpolitik im besonderen Maße gefordert, gemeinsame Anstrengungen zu unternehmen, um der oben beschriebenen komplexen sozialen Dimension gesundheitlicher Ungleichheit effektiv und effizient zu begegnen. Notwendig ist eine gerechte Sozial- und Bildungspolitik, die neben der Sicherung aller Grundbedürfnisse für alle Menschen Teilhabe- und Verwirklichungschancen bereitstellen und politische Rahmenbedingungen schaffen, die die Teilhabe am Arbeits- und Sozialleben fördern. Dabei kommt einem gerechten Zugang zu einer guten beruflichen Bildung und Qualifikation eine große Bedeutung zu, da, wie aus dem oben Dargestellten hervorgeht, nur durch diese die Aussicht besteht, zu einem zufriedenstellenden und sicheren Arbeitsplatz mit einem geregelten und adäquaten Einkommen und beruflichen Aufstiegsmöglichkeiten zu kommen.

Mögliche Maßnahmen aus dem Bereich der Arbeitspolitik, die die psychosoziale Belastung und Stress der Menschen am Arbeitsplatz mindern und die Arbeitsbedingungen verbessern können, sind aufgrund von einschlägigen gesetzlichen Regelungen wie z. B. bezüglich der Anforderungen an die Ausstattung von Arbeitsplätzen, Arbeitszeiten und bezüglich gesundheitsgefährdender Stoffe am Arbeitsplatz umgesetzt. Im diesem Zusammenhang wäre auch ein gesetzlicher Mindestlohn, der gegenwärtig diskutiert wird, aber noch nicht implementiert ist, wünschenswert.

Auf das Gesundheitswesen allein beschränkte politische Entscheidungen und Maßnahmen greifen aufgrund der oben dargestellten komplexen sozialen Implikationen gesundheitlicher Ungleichheit nicht nur zu kurz, sondern adressieren darüber hinaus nicht die soziale Ungleichheit als Ursache der gesundheitlichen Ungleichheit. Die Güte der medizinischen Versorgung, welche die vorrangige Zielgröße der gegenwärtigen Gesundheitspolitik ist, bestimmt zwar die Behandlungsqualität auf der Ebene der Sekundär- und Tertiärprävention und verbessert den Krankheitsverlauf bei schweren Erkrankungen, hat aber kaum Einfluss auf die Inzidenz chronischer Erkrankungen wie KHK. Dies ist zum einen dem Umstand geschuldet, dass im Vergleich zu den hohen Ausgaben für medizinische Versorgungsleistungen nur relativ wenig Mittel in gesundheitsfördernde und primärpräventive Maßnahmen investiert werden, zum anderen findet die soziale Ungleichheit als Ursache für die gesundheitliche Ungleichheit zumindest in der politischen Strategieformulierung und Umsetzung wenig Beachtung. Folglich werden nur wenig finanzielle Ressourcen für die Bekämpfung der sozialen Ursachen chronischer Krankheiten wie KHK bereitgestellt, was die Inzidenz und Prävalenz dieser Erkrankungen erheblich senken würde. Der Großteil der Mittel fließt in die „symptomatische" Behandlung von Krankheiten, ohne die grundlegende Problematik der Risikofaktoren und Krankheitsentstehung ursächlich anzugehen. Es ist daher wünschenswert, dass die Mittelverwendung im deutschen Gesundheitssektor neben der Krankenversorgung deutlich mehr die eigentlichen Ursachen chronischer Erkrankungen berücksichtigt.

4.2 Stärkung gesundheitsbezogener Gemeinschaftsaktionen

Wie bereits angedeutet sind wirkungsvolle Veränderungen im Sinne einer Verhältnisprävention auf der politischen Makroebene, so wünschenswert sie sind, schwer umzusetzen. Umso wichtiger sind daher Handlungsansätze zur Verhältnisprävention auf der Ebene der Kommunen und Gemeinden, die im Rahmen gesundheitsbezogener Gemeinschaftsaktionen z. B. in Selbsthilfe- und anderen Gruppen ggf. mit Setting-Bezug Schulungs- und Bildungsprogramme anbieten, um Wissens- und Informationsdefizite bezüglich gesundheitsrelevanter Fragen zu reduzieren. Dadurch sollen interessierte und Hilfe suchende Menschen sowie Menschen mit bereits vorhandenen Gesundheitsproblemen unterstützt werden, besser und bewusster mit ihrer Gesundheit bzw. den gesundheitlichen Problemen umzugehen, um die Entwicklung chronischer Erkrankungen wie KHK zu reduzieren.

Dabei haben Gemeinschaftsaktionen in einem Setting-Ansatz den Vorteil, dass sie positive gruppendynamische Effekte entfalten, die genutzt werden können, um gesundheitsgefährdende Lebens- und Verhaltensweisen wie z. B Rauchen, Bewegungsmangel und ungesunde Ernährung aufzuzeigen. In diesem Zusammenhang wären gängige Sportveranstaltungen, regelmäßige Kochabende mit praktischen Anschauungsbeispielen oder auch nur regelmäßige (angeleitete) Gemeinschaftstreffen zur Pflege und zum Ausbau sozialer Kontakte und Netzwerke mit gegenseitiger Unterstützung und Information sinnvoll und wünschenswert. Denkbar wären auch zielgruppenorientierte psychologische Schulungen im Setting-Ansatz innerhalb gefährdeter Milieus mit insbesondere Menschen aus der unteren Sozialschicht, um mit geeigneten psychologischen Mitteln vor allem auch die Selbstbestimmbarkeit und Gestaltungsfähigkeit hinsichtlich der eigenen Gesundheit zu verdeutlichen und zu vermitteln. Die beschriebene Verhältnisprävention durch Schaffung bestimmter sozialer Strukturen wie die genannten Angebote organisierter gemeinschaftlicher Aktionen und Schulungsprogramme sollen insgesamt zu einer Verhaltensprävention auf individueller Ebene motivieren, d. h. auf der Verhaltensebene des Einzelnen.

4.3 Stärkung individueller Kompetenzen

Die Menschen sollen unabhängig von sozialer Herkunft und materieller Ausstattung in die Lage versetzt werden, gesundheitsfördernde Lebens- und Verhaltensweisen zu erlernen und im Alltag umzusetzen, was durch schlechte sozioökonomische Bedingungen erschwert wird. Durch die Etablierung sozial förderlicher Interventionsprogramme sind dabei besonders Menschen in schwierigen Lebenssituationen (z. B. Alleinerziehende in SGB II, arbeitslose Alkoholiker) zu berücksichtigen, um einerseits über Verhaltensprävention aufzuklären und andererseits eigene Bewältigungskompetenzen zu stärken und Verhaltenstechniken zur Stressreduktion zu vermitteln. Weiterhin soll eine gezielte Betreuung solcher Menschen durch psychologisch geschultes Personal zu einer Reduktion der wahrgenommenen Belastung und zu einer Ressourcenstärkung beitragen sowie nicht zuletzt die Wichtigkeit medizinischer Vorsorgenmaßnahmen verdeutlichen.

Die genannten Maßnahmen gehören zur individuellen Verhaltensprävention, die zwei Ziele verfolgen: 1. Vermeidung gesundheitsgefährdender Lebens- und Verhaltensweisen und 2. Veränderung der kulturellen Einstellung der mangelnden Zukunftsorientierung und des mangelnden Gefühls der Selbstbeeinflussbarkeit der eigenen Gesundheit. Gleichzeitig soll der langfristige und nachhaltige Wert gesundheitsfördernder und -erhaltender Lebensweisen wie gesunde Ernährung, ausreichend körperliche Aktivität, Nikotin- und Alkoholverzicht individuumszentriert vermittelt werden, um die Inzidenz und Krankheitshäufigkeit chronischer Erkrankungen wie KHK zu reduzieren.

4.4 Verbesserung des Zugangs zu Gesundheitsangeboten und Gesundheitsdiensten

Zahlreiche niedrigschwellige Gesundheitsangebote und Gesundheitsdienste mit Schwerpunkt in schlechteren Wohngebieten ermöglichen insbesondere auch Menschen aus unteren sozialen Schichten, sich mit Gesundheitsfragen und -problemen an entsprechende Anlaufstellen zu wenden. Regelmäßige Informationsveranstaltungen über gesundheitsgefährdende Lebens- und Verhaltensweisen wie Rauchen, Bewegungsmangel oder ungesunde Ernährung, ggf. in verschiedenen Sprachen, helfen, gesundheitsrelevante Wissenslücken zu schließen. Welche Art der Gesundheitsangebote auch umgesetzt wird: Wichtig ist, dass alle möglichst an die persönlichen Bedürfnisse von Menschen orientiert sind.

5 Fazit

In dieser Arbeit wurde der Zusammenhang zwischen sozialer Lage und Gesundheit verdeutlicht und gezeigt, dass verschiedene soziale Determinanten von Gesundheit unmittelbar die Inzidenz, Morbidität und Mortalität chronischer Erkrankungen wie KHK maßgeblich beeinflussen können. Dabei führt soziale Ungleichheit zu gesundheitlicher Ungleichheit: Ein niedriger sozioökonomischer Status ist über komplexe Wechselwirkungen mit geringeren Gesundheitschancen und mit höheren Gesundheitsrisiken verbunden als ein hoher Sozialstatus.

Es wurden verschiedene Ansätze wie individuelle Verhaltens- und Lebensweisen sowie materielle und psychosoziale Faktoren zur Erklärung der Genese der gesundheitlichen Ungleichheit beschrieben. Nachteilige materielle Gegebenheiten sind mit entsprechend ungünstigen soziostrukturellen Faktoren assoziiert, die allein durch Verhaltensänderungen nicht erfolgreich adressiert werden können. Vor diesem Hintergrund erhebt sich die Frage, ob bei der Gesundheitsförderung und Prävention nicht dem Aspekt der Verhältnisprävention gegenüber der Verhaltensprävention mehr Beachtung geschenkt werden müsste. Diesbezügliche Fragestellungen und auch die Frage nach der relativen Bedeutung der unterschiedlichen sozialen Determinanten hinsichtlich der gesundheitlichen Ungleichheit bei chronischen Erkrankungen wie KHK könnten Gegenstand zukünftiger Forschung sein.

Für die Zukunft bleibt zu hoffen, dass soziale Ungleichheit als deterministische Ursache für gesundheitliche Ungleichheit bei der Formulierung der Gesamtpolitik immer mehr in den Fokus genommen wird, da auf dieser Handlungsebene letztlich die wirkungsvollsten und nachhaltigsten Schritte und Maßnahmen zur Reduzierung der gesundheitlichen Ungleichheit initiiert und durchgesetzt werden können.

◆

6 Literaturverzeichnis

1. Antonovsky A (1979). Health, Stress and Coping. San Francisco: Jossey-Bass.
2. Antonovsky A (1987). Unraveling the Mystery of Health. How People Manage Stress and Stay Well. San Francisco: Jossey-Bass.
3. Antonovsky A (1993a). The structure and properties of the sense of coherence scale. Social Science Medicine. *36:725-733*.
4. Babitsch B (2005). Soziale Ungleichheit, Geschlecht und Gesundheit. Bern: Huber
5. Dupre ME, George LK, Liu G, Peterson ED (2012). The Cumulative Effect of Unemployment on Risks for Acute Myocardial Infarction. *Arch Intern Med.* 172(22): 1731-1737.
6. Elkeles T, Mielck A (1993). Soziale und gesundheitliche Ungleichheit. Theoretische Ansätze zur Erklärung von sozioökonomischen Unterschieden in Morbidität und Mortalität. Berlin: WZB-Papers.
7. Elkeles T, Mielck A (1997a). Ansätze zur Erklärung und Verringerung gesundheitlicher Ungleichheit. Jahrbuch für kritische Medizin 26: 24-44.
8. Forschungsverbund DHP (Hrsg.) (1998): Die Deutsche Herz-Kreislauf-Präventionsstudie (DHP), Redaktion: Troschke, J. v., Klaes, L., Maschewsky-Schneider, U., Scheuermann, W., Bern: Verlag Hans Huber (Internet: http://www.rki.de/DE/Content/Gesundheitsmonitoring/Studien/Weitere_Studien/DHP/ DHP_node.html)

9. Geyer S, Peter R. (1999). Occupational status and all-cause mortality. A study with health insurance data from North-Rhine Westphalia, Germany. Eur J Public Health 9: 114-118.

10. Gonsch T (2008). Chronische Lärmbelastung als Risikofaktor für Herz-Kreislauf-Erkrankungen. Eine systematische Übersichtsarbeit unter Berücksichtigung von Geschlechtsunterschieden. 1. Aufl., VDM Verlag Dr. Müller.

11. Graham H (2002). Building an interdisciplinary science of health inequalities: the example of life-course research. Soc Sci Med 55: 2005-2016.

12. Graham H, Kelly M (2004). Health inequalities: Concepts, Frameworks & Policy. London: Health Development Agency.

13. Helmert U (2003). Soziale Ungleichheit und Krankheitsrisiken. Augsburg: Maro Verlag.

14. Klosterhuis H, Müller-Fahrnow W (1994). Sozialschicht und Sterblichkeit bei männlichen Angestellten aus den alten Bundesländern. In: Mielck A, ed. Krankheit und soziale Ungerechtigkeit. Ergebnisse der sozialepidemiologischen Forschung in Deutschland. Opladen: Leske + Budrich: 319-330.

15. Mackenbach JP (2006). Health inequalities: Europe in profile. An independent expert report commissioned by the UK presidency of the EU. London: Department of Health. Online: http://www.dh.gov.uk/assetRoot/04/12/15/84/04121584.pdf

16. Marmot M, Rose G, Shipley M, Hamilton PJS (1978). Employment grade and coronary heart disease in British civil servants. J Epidemiol Community Health 32: 244-249

17. Marmot M, Davey Smith G, Stansfield S et al. (1991). "Health Inequalities among British civil servants: the Whitehall II study". *Lancet* 337 (8754): 1387–1393.

18. Marmot M, Feeney A (1997). General Explanations for social inequalities in health. IARC Scientific Publications. Nr. 138. Lyon: 207-228.

19. Marmot M (1999). Epidemiology of socioeconomic status and health: Are Determinants within countries the same as between countries? Ann N Y AcadSci 896:16-29.

20. Marmot MG (2005). Social determinants of health inequalities. The Lancet 365: 1099-1104

21. McKeown T, Lowe CR (1974). An introduction to social medicine. 2. Aufl., Oxford : Blackwell Scientific.

22. Mielck A (2000). Soziale Ungleichheit und Gesundheit: Empirische Ergebnisse, Erklärungsansätze, Interventionsmöglichkeiten. Bern: Huber.

23. Mielck A (2005). Soziale Ungleichheit und Gesundheit. Einführung in die aktuelle Diskussion. Bern: Huber

24. Naidoo J, Wills J (2003). Lehrbuch der Gesundheitsförderung. BZgA (Hrsg.). 1.Auflage der deutschen Ausgabe, Gamburg, Verlag für Gesundheitsförderung

25. Ottawa-Charta zur Gesundheitsförderung der WHO (1986)...

26. Rosenbrock R (2004). Sozial bedingte Ungleichheit von Gesundheitschancen. In: Geene R, Philppi T, Hrsg. Mehr Gesundheit für alle. Die BKK-Initiative als ein Modell für soziallagenbezogene Gesundheitsförderung. Gesundheitsförderung und Selbsthilfe. Band 6. Bremerhaven: Wirtschaftsverlag NW: 19-36

27. Siegrist J (1996). Die soziale Dimension von Her-Kreislauf-Krankheiten. In: Kaiser G, Siegrist J, Rosenfeld E, Wetzel-Vandai K, eds. Die Zukunft der Medizin – Neue Wege zur Gesundheit. Campus Verlag: Frankfurt/M.:392-413.

28. Statistisches Bundesamt (2007). Todesursachen in Deutschland: Gestorbene in Deutschland an ausgewählten Todesursachen. Internet: https://www-ec.destatis.de/csp/shop/sfg/bpm.html.cms.cBroker.cls?cmspath=struktur,vollanzeige.c sp&ID=1022599.

29. Steptoe A, Marmot M (2004). Socioeconomic status and coronary heart disease: a psychobiological perspective. PopulDev Rev.;30133-150

30. Steptoe A, Shamaei-Tousi A, Gylfe A, Henderson B, Bergström S, Marmot M (2007). Socioeconomic status, pathogen burden and cardiovascular disease risk. Heart. 2007 December; 93(12): 1567–1570.

31. Wilkinson RG (1996). Unhealthy Societies. From Inequality to Well-Being.

32. Wilkinson RG, Marmot M (2003). Social Determinants of Health: The Solid Facts. 2. Aufl. WHO Library Cataloguing in Publication Data.

33. Wilkinson RG, Pickett KE (2006). Income inequality and population health: a review and explanation of the evidence. SocSci Med. 2006 Apr; 62(7):1768-84. Epub 2005 Oct 13

34. Yusuf S, Hawken S, Ôunpuu S, Dans T, Avezum A, Lanas F, McQueen M, Budaj A, Pais P, Varigos J, Lisheng L, on behalf of the INTERHEART Study Investigators (2004). Effect of potentially modifiable risk factors associated with myocardial infarction in 52 countries (the INTERHEART study): case-control study. Lancet 2004; 364: 937–52

BEI GRIN MACHT SICH IHR WISSEN BEZAHLT

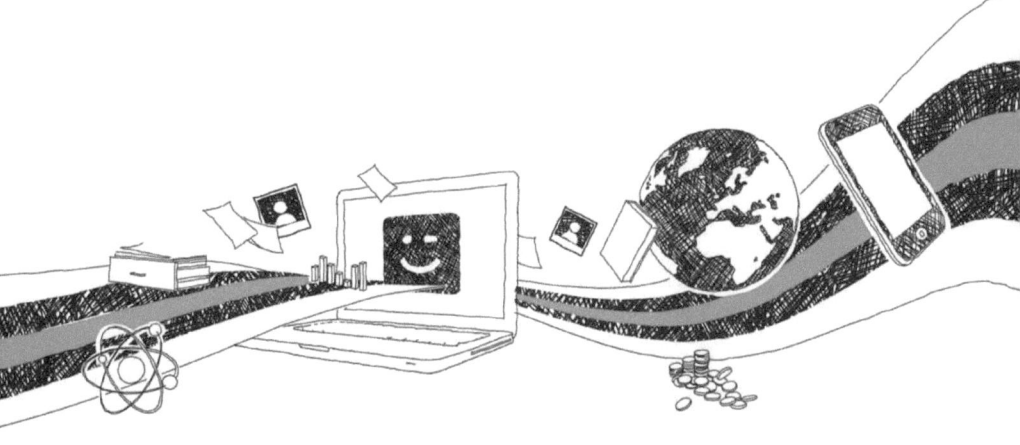

- Wir veröffentlichen Ihre Hausarbeit,
  Bachelor- und Masterarbeit

- Ihr eigenes eBook und Buch -
  weltweit in allen wichtigen Shops

- Verdienen Sie an jedem Verkauf

Jetzt bei www.GRIN.com hochladen
und kostenlos publizieren

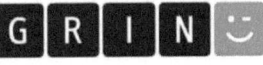